HIDRO-ANALISE

DES

MINERALES

Chaudes & froides

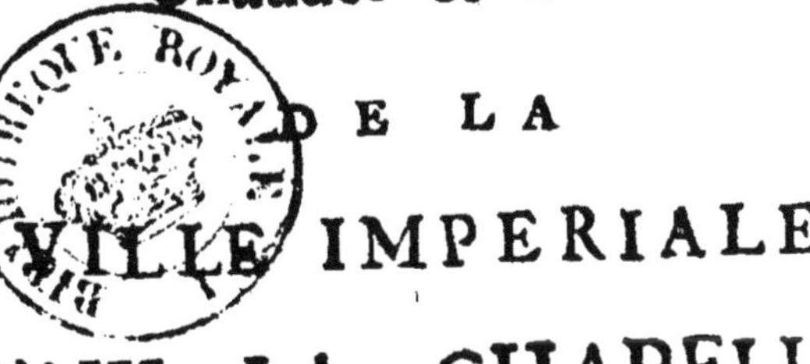

DE LA

VILLE IMPERIALE

D'AIX-LA-CHAPELLE,

Divisée en deux parties.

PARTIE II.

L'Analise des Eaux minerales froides, les maladies qu'elles peuvent guérir, la diéte & la régle qu'on doit observer en les beuvant. Par J. F. BRESMAL Docteur en Medecine.

HIDRO-ANALISE DES MINERALES

Froides de la Ville Imperiale d'Aix-la-Chapelle.

PARTIE II.

CHAPITRE I.

Analise des Eaux minerales froides

Es Eaux minerales froides d'Aix, ont leurs merites aussi bien que les chaudes. La connoissance qu'on en prend par leur

Analiſe, ne laiſſe aucunement douter de leur vertu efficace dans la medecine , & l'experience que pluſieurs Medecins habiles en ont fait faire , convainc de cette verité.

Le fer lui-même par ſon vitriol , donne la qualité minerale à ces eaux , ce qui ſe prouvera évidemment par les épreuves ſuivantes , tant ſur le corps entier de l'Eau minerale , que ſur ſon ſédiment après l'évaporation. Je ne m'arrête pas à examiner s'il y a des miniéres de fer dans le voiſinage de cette Fontaine : Quoi que la montagne voiſine témoigne par ſa couleur & par ſa ſterilité qu'elle en porte dans ſes entrailles , il ſuffit que l'Analiſe nous le faſſe découvrir dans les Eaux , d'autant plus que je nie poſitivement , que les Eaux minerales tirent leurs vertus des minières : Au contraire, je soutiens qu'elles apportent du centre les principes embrionés des métaux, qui multiplient les minières, s'ils sont receus dans une matrice convenable : Mais, me dira-t-on, d'où vient, si les Eaux minerales ne sont chargées que des embrions, qu'on peut les reduire en métaux parfaits, puisque les matrices sont necessaires pour les menner de la puissance à l'acte ? Je répons à cela, que l'art peut suppléer à la nature, que le feu acheve en un instant ce que la terre feroit dans son temps aux principes formels & materiels, qui sont entiers dans le sediment des Eaux minerales : C'est cette union des principes ou embrions du fer que nous appellons vitriol de chaques métaux, & chaques mineraux ont leur particulier, quoi que la forme soit égale dans tous : les divers mélanges des matiéres differencient leurs corps & leur vertu, quand il faut s'en ſervir dans la medecine.

EXPERIENCE I.

Sur l'Eau minerale

L'Eau minerale fait une tinture obſcurement pourprée avec la poudre des noix de galles, & les feüilles de chêne broyées, ce qui ſe fait par l'eſprit acido-ſulphureux, qui ſe ſepare du vitriol de mars, & qui exalte le ſouphre de ces deux mixtes: Que l'acide ſulphureux du vitriol de mars fait cet effet, l'experience ſuivante n'en laiſſe pas douter: Si vous avez envie de vous divertir avec quelque ami que vous aurez prié de diner avec vous, faites diſſoudre dans l'eau, que vous lui préſenterez à laver, du vitriol de mars,

& faites battre dans le linge qu'on lui donnera pour s'essuyer de la poudre subtile, & impalpable de noix de galle, plus il se frotera de ce linge, d'autant plus ses mains se teindront d'un violet obscur, presque tirant sur le noir.

Experience II.

L'esprit de vin mêlé avec notre Eau minerale fera une trés-belle couleur, principalement si cette experience se fait dans un vase de bois de chêne, ce qui provient de l'esprit acido-sulphureux du vitriol de mars, & du souphre de l'esprit de vin.

Cette experience se fait mieux dans un vase de bois de chêne, à cause que l'Eau minerale seule, sans être aidée de l'esprit de vin, s'impregneroit de quelque petite couleur, même d'une très-forte, si le vase étoit neuf. Je laisse quantité d'autres petites experiences, qui ſe font ſur notre Eau par l'infuſion & la projection des acides ſpiritueux & fixes : J'ai déja dit que la précipitation qu'on fait par leur moyen, ne nous enſeigne rien de certain : La précipitation ne s'opére que par une action, qui ſe fait avec l'Eau minerale & les acides inſurés ou projettés : la précipitation étant un reſultat de cette action, la matiére précipitée eſt mélangée de quelque portion de l'un ou de l'autre de ces acides, par conſequent ne nous apprend rien de conſtant.

EXPERIENCE I.

Sur le ſediment.

Le ſediment après l'évaporation eſt du poid de vingt grains ſur chaque bouteille, qui étant depoüillé d'un peu de terre ſaffranée, il ne fait plus aucune effervescence avec les esprits acide ni avec les alcalis, ce qu'il faisoitau paravant : ceci prouve que ces eaux sont comparativement plus alkalines qu'acides.

EXPERIENCE II.

Mettez le sediment au creuset, donnez-lui le feu de fonte, il demeure fixe, prend la couleur & le goût ferrugineux, & ne diminué nullement de sa pesanteur dans le feu, quoi qu'il se mette facilement en fusion : méme il ne faut pas douter qu'il ne se fixe en fer, si on pousse davantage le feu, & si on l'aide de la poudre fusible : L'art & l'experience de plusieurs grands hommes nous apprennent que les embrions ou les vitriols peuvent se reduire par le feu dans les metaux dont ils ſont embrions : Liſez là-deſſus Vicaire dans ſon nouveau traité des Eaux minerales , quand il dit : *Ut autem reſcirem cujus metalli vitriolum eſſet &c.*, vous en apprendrez la maniére : cela eſt moins ſurprenant que ce que nous apprenons de Welfer pour la revivification des metaux derangez en toutes leurs parties : Il n'eſt pas ſi étonnant de menner la puiſſance à l'acte pour la vie, que de reſſuciter (pour ainſi dire) ce qui eſt mort.

Experience III.

Prennez le ſediment aprés la calcination , ouvrez-lui le corps de l'épée la plus tranchante que l'art vous fournit, car mars eſt toûjours couvert d'une cuiraſſe qui garantit ſon corps , & qui le rend très difficile à être entamé ; étant ouvert versez dessus de l'alkohol de vin, bouchez bien le vase, mettez-le au Bain-Marie pendant douze heures, remettez-le ensuite sur le sable, & poussez avec prudence le feu petit à petit, que le vase ne se casse, vous en tirerez un souphre fixe & doré, qui contient la forme & la matiére du mars, car quoi qu'il soit entiérement dérangé par cette arme tranchante, dont on se sert, l'experience nous aprend que quoi que le corps meure, la forme fait pourtant sa demeure dans la cendre : Il faut voir là-dessus Monsieur du Chênes Sieur de la Violette ; il raporte au Chapitre vingt-trois de sa Medecine hermetique, d'avoir connu un très habile Polonois Medecin de Cracovie, qui conservoit dans des fioles la cendre de preſque toutes les plantes, dont il les faiſoit renaître toutes les fois que quelque curieux lui rendoit viſite. Revenons à cette belle teinture, que l'eſprit rectifié du vin tire de notre ſediment: il eſt efficace dans la medecine, peu de goutes teignent le brandevin de la couleur du plus beau rubis, que l'œil de l'homme ait jamais vû: Je n'en dis rien davantage, je laïſſe réver les Philoſophes, ſur ce qu'elle pourroit faire dans les operations métalliques, & les Medecins ſur les bons effets qu'elle peut produire pour la ſanté. Il reſte à répondre à une objection qu'un de mes amis m'a faite: ſçavoir, *pourquoi les Fontaines, dont le ſediment par ſes effervescences, avec les eſprits alcalis, ſe diſent ferrugineuſes, auſſi-bien que celles qui paroiſſent alcalines par l'effervescence contraire que leurs sedimens font avec l'esprit acide:* Je répons que l'acide est natûrel au mars, & que l'abondance de ce sel volatile ne change rien de sa nature; par exemple la complexion pituiteuse d'un homme, ne le fait pas moins homme que celui qui est d'une complexion sanguine : l'abondance d'acide dans le fer le rend bien plus cassant, mais il n'est pas moins fer pour cela; deplus il n'y a point de mixtes sans acide, les mélanges des sels volatiles acides & alcalis font l'harmonie de tous les corps, si on nomme l'un alcali ou l'autre acide, ce n'est que par raport : par exemple, notre sediment paroit alcalin par l'effervescence qu'il fait avec l'esprit acide; si nous l'examinons plus outre, & si nous le dépouillons de cette terre qui compoſoit ſes pores, propre à recevoir les pointes de l'acide, nous trouverons qu'il n'en eſt point exempt, puis qu'il reſte ſi juſtement mélangé, qu'il ne fait plus d'action avec l'un ni l'autre de ces eſprits.

CHAPITRE II.

De la vertu du fer, & des maladies que les Eaux minerales ferrugineuses guérissent.

IL est incontestable que le Mars donne la qualité à l'Eau minerale froide de la Ville Imperiale d'Aix-la-Chapelle. Messieurs Heusch & Tourniel lui ont connu cette vertu ferrugineuse, témoin ce que l'un & l'autre en ont écrit. Les experiences que je viens de publier, sont si positives & si certaines; & celles que plusieurs malades ont déja faites, en faveur de leur santé, si averées, que je crois que la republique des Lettres n'aura rien à reprocher ni à ces Meſſieurs que je viens de nommer, ni aux Sçavans practiciens d'Aix Meſſieurs Deuſchen, Oliva, l'Abbeie &c., qui les ont deja préſcrites à des malades, ni à moi qui les prône pour très-ſalutaires & très-efficaces.

Nous ſçavons que c'eſt une choſe de grand poids, & qu'il eſt d'une ſtricte conſçience de propoſer, & de mettre en uſage un nouveau remède pour la pratique de la Médecine. Il n'eſt pas ſuffiſant qu'il a réüſſi dix à douze fois pour l'approuver, parce que, ſelon le grand & fameux Hypocrate, le jugement eſt difficile & l'experience perilleuſe : *Judicium difficile, experimentum periculoſum. hyp. aphoriſ.* 1. *Lib.* 1.

Nous ſçavons encore, que l'experience n'eſt pas ſeulement perilleuſe, mais d'abondant grandement trompeuſe; que bien ſouvent on attribuë à un remede le bon ſuccès, qui n'eſt qu'un ſimple effet, & un effort de la nature, qui auroit toûjours arrivé ſans lui.

Ces connoiſſances ſont cauſe que ces Meſſieurs & moi avons agi avec précaution, & marché dans cette occaſion la ſonde à la main, & la chymie, pour ainſi dire, nous a ſervi de bouſſole : cet art, qui n'étoit pas de la ſçience des anciens, eſt un moyen ſûr pour ſeparer les qualitez contraires des mixtes, & un chemin aſſuré pour aller ſurgir au port de la connoiſſance ſi certaine de leur vertu, qu'un Medecin raiſonable prognoſtique fermement leur effet, avant de les préſcrire aux malades.

C'eſt par cet art merveilleux que nous ſçavons que nos Eaux minerales froides contiennent le fer diſſou dans ſes principes ; ce qui ne peut certainement operer qu'un très-bon effet dans le corps humain pour le retablissement, ou la conservation de la santé : parce qu'on sçait de sçience certaine par mille experiences, que le fer fournit à la pratique de la Medecine, des armes très-efficaces pour dompter les maladies les plus rebelles & les plus opiniâtres, comme l'affection hypocondriaque, les pâles couleurs, la suppression des mois, les flux de sang aux filles, & aux femmes, les fumées de matrice, la cachexie, la leucophlegmatie, les douleurs des goutes, la gravelle, les fiévres intermittentes ; enfin, à cause de sa nature alcaline, toutes les obstructions des visceres & les maladies provenantes d'un acide vicié. Voilà les beaux effets, que l'experience nous a appris, que le Mars diversement préparé opére dans la Medecine, ſoit pour ouvrir, ou pour reſerrer. Il y a tant d'habiles gens qui le ſçavent reduire dans des particules ſubtiles & pénétrantes malgré ſa dureté & ſa fixité, que je crois une terreur pannique pour ceux qui n'oſent s'en ſervir, crainte que l'eſtomach ne ſoit pas capable de le digerer ; d'autant plus que ſi on verſe du vinaigre ſur de la limaille d'acier, il ſe tire une couleur noire qui ne peut étre que ſa diſſolution. Si le vin-aigre fait cet effet, pourquoi le ferment acide de l'eſtomach, qui eſt ſans doute plus ſubtil, & plus pénétrant que cette liqueur, n'en feroit-il pas de même? De plus Glauber nous aprend par ſon experience, que les enfans à qui il donnoit la limaille d'acier pour tuer les vers depuis quatre juſqu'à ſaize grains, faiſoient leurs excremens noirs : D'où pourroit, je vous prie, venir cette couleur, ſi l'eſtomach n'en fait point de concoction ? Ecoutez Glauber lui-même : *Et ſi raſura martis non conſumitur, unde, quæſo, illa excrementorum nigredo ? Patet igitur indè dura & cruda metalla à ſtomacho concoqui poſſe : Probatur idem exemplo puerorum, quibus adminiſtrantur grana* 4. 5. 6. 7. 8. 12. 16. *limaturæ martis ſubtiliſſimæ contra lumbricos, quos enecat, & evacuat ſtomachum & inteſtina, excrementa nigricant. Glaub. furnor. Philoſophic. part* II. *pag.* 17.

Ce n'eſt pas tant pour faire connoître que les limailles de l'acier ſe diſſoudent dans l'eſtomach, que pour indiquer que le Mars a la puiſſance de tuer les vers dans le corps, que jé rapporte ce paſſage de Glauber ; car celui qui donne la vertu à notre Eau

Minerale, est tellement dissou dans ses principes, qu'il n'est pas besoin de grande action pour le préparer ulterieurement. Le Mars, dit cet Auteur, n'est pas seulement utile à tuer les vers, " mais encore il est efficace contre les fiévres de l'estomach &c. " & contre les obstructions de " tout le corps; c'est un remede " très-ami de la nature, attirant hors des corps, à la maniére de l'aimant, les humeurs " contraires: *Non autem solùm adversus lumbricos, sed & contra febres stomachicas, cephaleas, & obstructiones totius corporis, tutè administrari potest Mars, ceu naturæ non inimica medicina, instar magnetis noxios attrahens humores. Glaub. furnor. Philosophic. part.* I I. *pag.* 18.

Avant de passer plus outre, il ne me paroît pas inutile de considerer d'où procedent au Mars deux puissances si opposées, sçavoir d'ouvrir & de reserrer. Tous les Auteurs Chymistes sont d'acord en ce point, que le fer est de sa nature alcalin, il fait effervescence avec les esprits acides. Ce n'est pas que je veuille dire pour cela, qu'il en soit entiérement exempt : J'ay dit qu'il n'y a point de corps dans le Monde, qui soit ou purement acide, ou purement alcali : C'est de l'action de ces deux sels dans les mixtes, que viennent le mouvement & la vie, dez que l'un a lié son antagoniste dans un sujet, les parties s'en separent par la corruption, qui ôte ensuite les obstacles à ces deux ennemis, ils agissent de nouveau l'un sur l'autre, & cette action donne la vie à un nouvel étre : Voilà d'où vient ce celébre axiome des Philo-

Philosophes : *De la corruption de l'un procéde la generation de l'autre : corruptio unius est alterius generatio.* Tellement, si on nomme les mixtes acides, & les autres alcalis, c'est par rapport des uns aux autres : Celui-ci, par exemple, est plus acide de sa nature qu'alcalin, on le nomme acide ; & celui-là plus alcalin qu'acide, on le nomme alcalin. On met toûjours les mixtes au rang de celui de ces deux sels qu'ils approchent le plus. C'est par cette raison qu'on appelle le fer alcalin : Car marque qu'il n'est pas exempt d'acide, quand il est depoüillé de sa terre, les deux sels qui restent unis, ne font plus d'effervescence ni avec l'un ni avec l'autre de leurs esprits. Du mélange proportioné de ces sels dans le fer, provient sa vertu d'ouvrir & de reserrer : La vie & la santé de l homme dépendent de ces ſels : Les maladies proviennent de ce que l'un ou l'autre ſe détraquent, & la mort ſuit le triomphe entier de l'un des deux. Si l'alcali volatile ſurmonte, il fait la diſſolution du ſang, & le rend propre à ſortir de ſes vaiſſeaux : Voilà d'où viennent les hémoragies, les flux des femmes &c. Si l'acide ſurpaſſe, le ſang & le reſte des ſucs vitaux deviennent épais & condenſés, d'où les ſuppreſſions aux filles, & les diverſes obſtructions des viſceres tirent leur origine. Les martiaux [par conſequent notre Eau minerale froide, qui tire du Mars ſeul ſa vertu] gueriſſent ces maladies oppoſées, à cauſe du juſte mélange & de la naturelle proportion des ſels acides & alcalis, qu'ils contiennent : Ils ramennent par là ces fermens du corps humain à leur harmonie, & rangent la nature à ſon devoir œconomique.

Notre Eau minerale, comme je viens de dire, tirant sa vertu du fer, doit guérir toutes les maladies auxquelles le Mars est propre. De la double vertu qu'il a d'ouvrir, & de reserrer, Elle guérit aussi bien les maladies provenantes de trop de fluidité, comme les flux aux filles & aux femmes, les hémoroïdes, les hémoragies &c. que les infirmitez causées par l'acide : C'est la pensée de Monsieur Heusch, qui a trés-bien écrit de ces Eaux, quoi qu'en abregé, voiçi ses paroles : *Morbis à fluiditate nimia, ùt hæmoragijs, hæmorrhoidibus, alvi & mensium fluxibus, choleræ morbo. & alijs à nimia salsédine ortis, meliùs curandis convenit noster Fons frigidus martialis.* Heusch in Corollar. Cet Auteur ajoûte ces mots, *meliùs curandis*, parce qu'il prétend que les Eaux minerales chaudes peuvent aussi guérir ces maladies, quoi que pas avec tant de succez. En un mot, on est convaincu que les Eaux ferrugineuses possedent les deux qualitez d'ouvrir & de reserrer, de lâcher & de fortifier : Si elles arrêtent par experience les flux immoderez des mois & des hémoroïdes, & le flux hepatique, elles sont aussi efficaces pour provoquer les flux naturels, & guérir toutes les maladies interieures provenantes des obstructions des viscéres : quant aux maladies exterieures, elles guérissent l'inflammation des yeux & l'éresipelle, detergent & consolident les playes, elles emportent les dartes & la galle, elles consolident les ulceres.

La plus grande partie des maladies de l'interieur & de l'exterieur sont causées par l'acide, quoi que plusieurs veulent que l'acide soit dans l'affection hypocondriaque, dans le scorbut, &c. l'effet des obstructions des visceres : Ceux qui avancent ce Systéme, devroient avant tout poser une cause évidente de condensation dans les matiéres visqueuses, & épaisses, qui forment les obstructions ; s'ils l'avoient trouvé autre que l'acide vicié, & condensant de l'estomach, & peut-étre du suc pancreatique, on auroit dû se rendre à leurs raisons : Mais on ne sçait que trop, que les alimens qui commencent à se préparer en chile dans l'estomach, prennent le caractére de son ferment acide, & un principe méme de viscosité, étant dans son état naturel : Voilà pourquoi ce mélange étant poussé par le pilore dans l'inteſtin, la nature y a ordonné le raport de la bile naturelle alcali-no-volatile, dont la puiſſance en ſe mélangeant, eſt de diſſoudre ce que ce prémier ferment a donné au mélange de trop épais & de trop condenſé : comme ces ſucs dans leurs actions pourroient ſe depraver & ſe rendre âcres par l'irritation qui ſe fait, le ſuc pancreatique, qui tient de l'un & de l'autre, vient les rejoindre & les retenir dans un accord ſi neceſſaire à la nature : S'il arrive que la bile ſoit depravée, ou ne ſoit pas aſſez forte pour faire ſon devoir, ou que l'acide de l'eſtomach ſoit par trop vicié, le corps du chile entrainé dans cette depravation par les voyes lactées y peut former des obſtructions en s'arrêtant, où étant porté dans cet état à la maſſe du ſang lui imprime ſon caractére, qui rend le ſang ſi épais, que circulant dans les vaiſſeaux les plus minces des viſceres, il y arrête, ſe fixe, & cauſe enſuite des Symptomes étonnans. Ceci poſé, l'acide vicié eſt la cauſe prémiére & la cauſe cauſante de la condenſation qui cauſe les obſtructions: par conſequent il eſt inſoûtenable de dire que l'acide eſt l'effet des obſtructions : De Helmont avance que la chaleur dans la fiévre eſt ſon effet, & pas ſa cauſe : En cela il a raiſon : il étoit trop éclairé pour ne pas ſçavoir que la chaleur eſt l'effet de l'effervescence des fermens depravez de nos corps, comme l'épaiſſeur du ſang & des autres ſucs, eſt cauſé par un acide condenſant, dont les obſtructions ſont les effets.

Concluſion : Soit que les maladies ſoient cauſées par l'acide vicié, ou condenſant dans l'interieur ou dans l'exterieur, ſoit qu'elles proviennent de trop de fluidité ; Nos Eaux minerales par la ſeule vertu du Mars qui fait ſa qualité la plus eſſentielle, les guériſſent, étant portées à toutes les parties du corps par les voyes de la circulation : elles procurent des digeſtions loüables, font le chile doux & balſamique, & corrigent les levains étrangers, defectueux, & diamétralement opposés aux naturels dans leur depravation, qui font entrée à tous les maux dez qu'ils perdent le caractere qu'ils doivent avoir : Je dis que l'eau ſert de vehicule pour faciliter la circulation du ſang & des autres ſucs, contre l'opinion de pluſieurs, qui veulent que l'eau actuellement froide de quelle ſource elle ſoit puiſée, contient en ſoy la puiſſance d'empêcher la circulation du ſang & de groſſir les autres ſucs vitaux ; ils s'apuient en cela de deux raiſons, la prémiére à cauſe du froid actuel de l'eau, la ſeconde parce qu'elle ne contient pas des parties fermentantes : foible raiſonnement ! Le froid eſt auſſi neceſſaire à la vie que le chaud : dez que l'un eſt à ſon extremité, & a entiérement ſurmonté l'autre, l'animal ceſſe de vivre, & il meurt également de trop de rarefaction dans la maſſe du ſang & dans les autres ſucs vitaux, qui detruit en un inſtant la matiére, que de trop de condenſation qui ôte le mouvement. La nature ſubſiſte dans un milieu : l'eau bien ſouvent, qui eſt le vehicule de toutes choſes par ſa ſeule qualité liquide, quoi qu'elle ne contienne pas des parties fermentantes, au moins qui nous ſoyent ſenſibles, eſt pourtant capable d'elle même d'en avoir des fermentables & de remettre en action des particules de diverses figures & de diverses grandeur qui resteroient sans mouvement, étant émoussées par une matiére épaisse qui les lie : Par exemple pourroit-on bien méner le froment à un mouvement intestin de ses parties, sans le secours de l'eau : le mélange du souphre & de l'acier demeureroit toûjours sans agir, mais dez que vous en versez tant soit peu, il se fait un mouvement de leur partie, qui excite une chaleur si grande qu'on auroit de la peine à tenir de la main le vase où se fait l'experience.

Pourquoi l'eau dans le corps de l'homme ne feroit-elle pas le même ? Elle rend les sucs vitaux & la masse du sang plus liquides, & les parties de diverses grandeurs & de differentes figures (qui ne sont pas autres que les sels volatiles & alcalis deversement corporisés) émoussées par leurs corps grossiers, plus propres à faire une efferveſcence telle que la nature le demande. Mais ? Me-dira-on. « Poſez qu'il ſoit vrai que le liquide de l'eau puiſſe faire cet effet, les ſels volatiles s'étant énervés dans leur action, l'eau pour lors triomphante par ſa nature froide, ramenera la maſſe du ſang & les ſucs vitaux à une viſcoſité & une condenſation plus grande qu'auparavant, qui empêchera leur circulation & leur mouvement. »

Je répons à cela que l'experience nous apprend le contraire : Ce n'eſt pas la grande quantité de pâte qui ôte la force au levain, mais c'eſt le levain qui menne la pâte à ſa nature, & rend cette pâte propre à donner cette impreſſion à une quantité beaucoup plus grande que la ſienne : C'eſt ainſi que les fermens naturels amennent à leur nature les autres parties avec lesquelles ils font effervescence : Il suffit de les avoir animez pour les multiplier, & leur faire de nouveau fournir leur fonction naturelle dans le corps humain : Les Paysans & les Turcs, & qui peut-être n'ont jamais beu que de l'eau, sont des témoins irreprochables, qu'elle ne fait pas au corps de l'homme le tort qu'on lui attribuë, ils vivent long-temps, & la plusspart mennent leur vie à une grande vieillesse, où on ne voit pas parvenir ceux qui usent de boissons qui sont pleines de parties fermentantes & fermentables. Voilà ce qu'on peut dire de l'eau en general, elle est capable de ranimer la circulation, & le mouvement des sels volatils, acides & alcalis, mais je ne lui crois pas la vertu de les corriger, s'ils étoient depravez, c'est pourtant (comme nous avons dit) dans leur belle harmonie que consiste la vie & la santé. Les Eaux minerales d'Aix-la-Chapelle peuvent faire ces beaux effets, leur liquide fait bien circuler le sang, & ranime l'action des fermens, & les mineraux, dont elles sont impregnées, & dont elles tirent leur nom & leur vertu, les corrigent s'ils sont depravez.

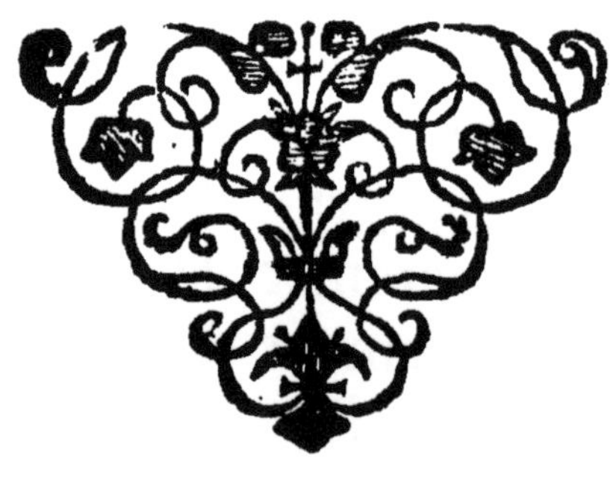

CHAPI-

CHAPITRE III.

De la saison de l'année, & du temps le plus propre pour boire les Eaux minerales froides

IL est certain que les Eaux ferrugineuses sont très efficaces, personne n'en peut douter: Celles de notre Fontaine, entre les autres, ont un merite particulier pour adoucir les fermens naturels viciés par leur acrimonie: Il n'y a point de remede au Monde dont on doive attendre moins de mauvais succés. Néanmoins, si quand on les doit boire, on veut retirer l'utilité qu'on en attend, il faut choisir la saison de l'année & le tems propre pour les boire, & faciliter ainsi leur puissance à une action entiere, qui ne ſoit pas retardée, ou même entiérement empéchée par le défaut de conduite, ſoit dans les choix de la ſaiſon & du temps, ſoit dans la préparation du corps avant de boire les Eaux minerales, ſoit dans le défaut des medicamens neceſſaires, quand on les boit, ou qu'on ceſſe de les boire, ſoit qu'on faſſe excès à les boire, ſoit qu'on en boive trop peu*, ſoit enfin qu'on erre dans la diette qu'on doit obſerver. Je ne prétens pas de m'arrêter long-tems ſur cette matiére, elle a été ſi ſouvent examinée par les Auteurs, que je n'en dirai rien qu'en abregé, par ce que je devrai en quelque maniére repeter ce qu'ils en ont dit, & ce que j'en ai moi-même écrit dans d'autres occaſions.

Les ſaiſons les plus propres pour boire nos Eaux minerales froides, sont la fin du printems : L'Etê entier & le commencement de l'Automne, à cause que pour lors il fait plus chaud par les rayons du Soleil, qui fait dans ces saisons plus de demeure sur notre horison, & darde plus à plomb sur la face de la terre, & que la chaleur resiste en quelque maniere au froid actuel de nos Eaux. Les Allemans se servent d'un vers macronique, pour insinuer que les mois de Mai, Juin, Juillet, & Aoust sont préferables à tous : *Mensibus in quibus est R. non debes bibere Wasser.* On ne doit pas s'arréter à cela superstitieusement. Ces mois ne sont préferables aux autres, qu'à raison que l'air dans ces tems est d'ordinaire serain, sec, & leger, ce qui recrée nos esprits : Le beau tems fait toûjours sur nous une impression lumineuse, qui nous donne

donne de la disposition à la joïe, passion de l'ame, qui est entre toutes les autres la plus utile à faire réüssir les eaux, & il excite les beuveurs à la promenade : Le mouvement moderé échauffe un peu le corps : Ce qui fait qu'on boit les eaux avec plus d'appetit & de contentement.

Voilà pourquoi les Medecins en general jugent la fin du printems, l'Eté, & le commencement de l'Automne, les saisons & le tems les plus propres pour boire les Eaux minerales. Il est sûr que si dans les mois de Septembre & d'Octobre futurs, le tems étoit serain & chaud, ce qui peut arriver à cause que cet Eté present & même le printems ont été pluvieux, la consonante R. qui sert à ortographer leurs noms, n'empécheroit pas que les Eaux minerales ne produisent de meilleurs effets qu'elles ne font en temps pluvieux, & quand le Ciel eſt couvert de groſſes nuées : les Eaux minerales perdent pour lors beaucoup de leur force, & de leur activité par les Eaux de pluie qui s'y mélangent, & les corps infirmes qui ſont des vrais & ſenſibles hydro-aulyques, ſouffrant beaucoup de l'orion humide & tempeſtueux, & des hyades & des pleïades, qui ſont toûjours pluvieuſes & nebuleuſes, ne ſont pas en état de faire une heureuſe diſtribution de l'Eau minerale, qui a dejà, par les pluies, perdu la plus grande partie de ſa vertu médicale.

Quand les maladies qu'on prétend guérir, demandent un long ou un prompt uſage des eaux minerales, comme par exemple, d'une ou pluſieurs années, on peut les boire en toutes ſaiſons : L'experience nous apprend qu'en Hyver elles ont autant ou plus de force que dans l'Eté & les autres ſaiſons : un peu de prudence peut aller au devant des inconveniens qui ſont à craindre du froid actuel de l'eau.

Sur cela il faut conſulter les Medécins bien informés de la qualité de notre Eau minerale. Si l'Hyver eſt rude, on la doit échauffer, principalement pour ceux qui ont l'eſtomach foible : Il faut faire reſter le malade dans une chambre bien échauffée par un feu de flamme, ou par une poële : Le feu de flamme eſt plus ſain que celui du poële, à cauſe que la chaleur de celui-ci eſt plus étouffante, & aporte des difficultés de reſpirer : il eſt auſſi de neceſſité de faire uſer les malades d'une bonne conſerve qui fortifie l'eſtomach, & qui contienne des parties ſpiritueuſes pour aider à chasser les Eaux : J'en donnerai un composé dans le Chapitre des Medicamens necessaires avant , dans , & après l'usage des eaux : quant à l'heure qu'on doit les boire , elle est facile à trouver, si on la cherche sur le principe , *qu'on doit boire les Eaux minerales , l'estomach ayant digeré les alimens , & même fait leur distribution* : En un mot , il faut boire ces Eaux minerales le plus long-tems après le repas qu'il sera possible , ce qui se rencontre mieux au point du jour : dans ce tems , les beuveurs se doivent découcher afin qu'ils ayent le temps de s'habiller, de se nétoier la bouche , les dents , le nez , & les oreilles , & de promener lentement pendant une heure avant de commencer à boire : ce mouvement éveille les esprits , & les rend plus agissans pour faire passer les eaux.

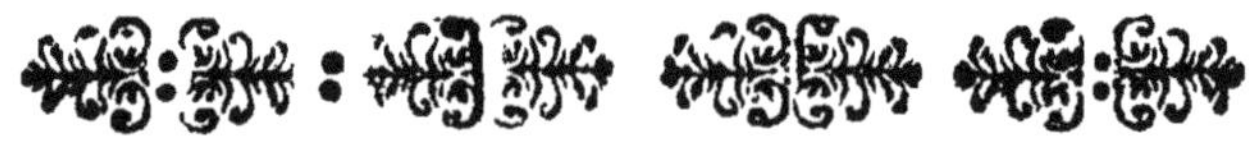

CHAPITRE IV.

Des Medicamens qu'on doit prendre pour avancer les bons effets des Eaux minerales.

APrès que les Médecins (ayant examiné avec application tous les ſimptômes de la maladie pour laquelle on les conſulte) ont trouvé bon de préſcrire nos eaux minerales ferrugineuſes, & qu'ils ont préparé leur malade pour l'envoier ſur le lieu (perſonne, je crois, n'ignore que les eaux minerales ne ſoient toûjours plus efficaces à la ſource, pour tranſportables qu'elles puiſſent étre) Il eſt bon de ſçavoir que de quatre en quatre jours on ſe trouve bien, de mélanger quelque leger purgatif dans le prémier verre d'eau, comme sont les syropes de rose, de peche, & les petites poudres qu'on vend d'ordinaire aux Fontaines : Le corps est pour lors veritablement disposé, comme Hypocrate le demande dans son Aphorisme 9. de la Section seconde : Quand quelqu'un, dit-il, voudra purger les „ corps, il faut les rendre flui- „ des : *Corpora, cùm quispiam purgare voluerit, fluida facere oportet* : Cette Methode, que je viens d'avancer, ne se doit pas negliger, à cause du grand bien qu'elle aporte, même dans la Canicule, quoi-que le même Hypocrate défende de purger les corps peu avant la levée de la Canicule, ou quand elle se leve, à cause des suites fâcheuses qu'on observe après les purgations de ce temps : Car ce sçavant & celébre vieillard entend de defendre uniquement les purgatifs violens, qui donnent une grande émotion au corps des humeurs, & pas des legers ſolutifs, comme ceux que j'ai propoſez, dont en quelque ſaiſon que ce ſoit, il ne peut rien arriver de funeſte.

Pluſieurs malades en beuvant les Eaux froides, ſe trouvent conſtipés, auſſi-bien qu'en faiſant uſage des eaux chaudes, ſoit par la boiſſon, ſoit par les bains. Il eſt pourtant neceſſaire pour le bon ſuccés des eaux, que le corps ſe decharge par tous ſes émonctuaires, ſur tout il eſt de neceſſité que le ventre ſoit libre. Pour obtenir cet effect ſi neceſſaire, les infirmes ſe ſerviront ou des lavemens, ou du julep, & des corinthes ſolutifs, dont j'ai donné la compoſition & l'uſage dans la premiere partie de cet Ouvrage au

Chapitre VI. Pag. 96. 97. & 98.

Il se rencontrera des malades, qui pourroient trouver la guérison par la boisson de nos Eaux ferrugineuses, à qui pourtant leur froid actuel & la grande quantité qu'on en doit boire nuiroit beaucoup pour la debilité de leur estomach provenante de cause froide ; alors c'est l'affaire d'un Medecin prudent de remedier à ces inconveniens, en ordonnant aux malades de boire les eaux au feu, avant la promenade, de faire faire à la region de leurs estomachs une friction de bonne huile de noix muscate, qu'ils font couvrir d'un papier fin, ajoûtant de tems en tems des serviettes chaudes à mesure qu'elles refroidissent, & d'user d'une conserve qui échauffant l'estomach, ait la vertu de multiplier la force medicale des

Eaux minerales : comme , par exemple , eſt celle que je décris içi.

Conſerve.

Prennez conſerves de citrons , d'écorche d'orange & de gingembre, de chaque deux onces , mars ſolube deux drachmes , pilez le tout enſemble , & ajoûtez autant de ſirope fait avec le ſuc de la menthe rouge , qu'il en faudra pour lui donner conſiſtence : ſa doſe eſt d'en prendre auſſi gros qu'une bonne noix à la fois , & ſon uſage une demie heure avant de boire les eaux , & aux quatre heures de l'aprés midi.

Entre ceux qui boivent les eaux pluſieurs ſe trouvent vexez des rhumes & des catharres , l'uſage du bolus ſuivant, leur eſt très-utile à prendre cinq à ſix jours de ſuite en allant coucher.

Bolus.

Prennez une drachme de conſerve de roſe rouge, demi drachme de theriaque de Veniſe vieux, vingt grains d'ambre jaune, très-fin & reduit en poudre impalpable, melez-le tout enſemble & ajoûtez y quelques goutes du ſiro e d'hiſſope s'il eſt neceſſaire pour la conſiſtence.

Le plus grand nombre boiront ces eaux minerales pour la gravelle : Elles ſont inconteſtablement très-ſpecifiques contre cet accident, comme l'experience l'a fait connoître, & le fera dans la ſuite à leur gloire & l'avantage de ceux qui s'en ſerviront : leurs effets en ſeront plus prompts, ſi les malades veulent bien ſe ſervir de cet excellent vin composé que je leur donne içi : l'uſage eſt de trois à quatre cuillerées un quart-d'heure avant de boire les Eaux, & autant une bonne heure avant le souper.

Reméde excellent contre la gravelle.

Prennez deux pots de bon vin de Rhin, herbe aux chats, ortil, cresson de fontaine, de chaque deux poignées, quatre vingt graines de lier, quarante pois de laurier, deux drachmes de sel de tartre : Hachez les herbes menuës, & concassez les graines, versez dessus le vin dans un pot de terre vernis & neuf que vous boucherez, qu'il ne puisse respirer, vous le ferez échauffer le soir sur le feu, & vous le laisserez infuser tiédement toute la nuit : le matin vous le ferez cuire pendant une heure à feu très-lent, ensuite vous passerez la liqueur au travers d'un linge fin, & vous la garderez dans une bouteille de verre bien bouchée pour l'usage, que je viens de dire

Nos Eaux minerales chasseront les vers du corps, & la matiére qui les engendre, principalement si les soirs on prend un Bolus fait d'une demie once de bon miel & de la fine limature d'acier, au poids d'un demi écu, ou d'un écu d'or. pour ceux qui ont l'estomach plus robuste, & si les matins on verse dix à douze goutes de bon esprit de sel dans le prémier verre d'eau, observant en-outre la régle de se servir de temps en temps des legers purgatifs, comme j'ai dit au commencement de ce Chapitre.

Quand le temps est pluvieux, & que notre Eau minerale est diminuée de sa force, il est bon de la multiplier par la pierre d'acier, que je ſçais compoſer, & qu'on trouvera préte à la Fontaine pour ceux qui trouveront à propos de s'en ſervir : vingt ou trente goutes de bonne teinture de mars feront auſſi très bon effet, mais ſur tout cette belle teinture, que je ſçais tirer du propre ſediment de nos Eaux, comme j'ai dit dans l'experience que j'ai décrite à la pag 116, étant pris depuis dix juſqu'à vingt & trente goutes, ſera très ſpecifique.

Il eſt bon de dire que la purge eſt auſſi utile en finiſſant la boiſſon de notre Eau minerale, qu'elle a été neceſſaire en començant.

CHA-

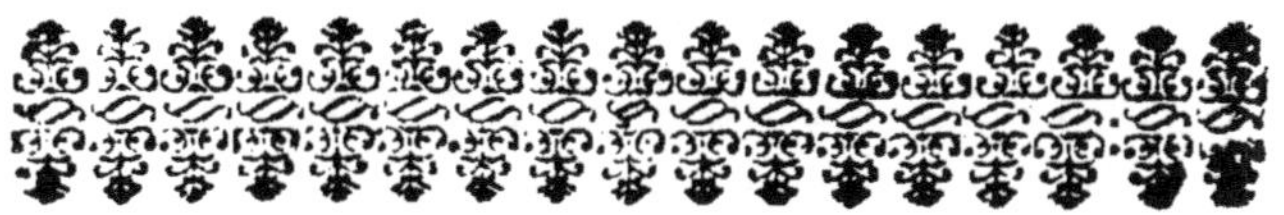

CHAPITRE VI.

De quelle maniére il faut boire notre Eau ferrugineuse, & la quantité necessaire à un chacun.

PRémiérement les malades étant arrivés à la Fontaine reprendront haleine & se reposeront un peu avant de commencer à boire, ce qu'ils feront ensuite petit à petit en promenant toûjours un peu entre chaque verre : Le mouvement de la promenade échauffe les visceres qui par ce moyen ont plûtôt dompté le froid actuel de l'eau.

Le prémier jour il faut boire trente à quarante onces, monter ensuite insensiblement tous les autres jours, jusqu'à ce que l'on ait attrapé la quantité necessaire : Chacun sera son propre juge, on n'en peut trop boire, pourveu que l'estomach ne fasse point de mal, & qu'elle passe avec succés, on peut pecher à boire trop peu d'Eau minerale, aussi bien qu'à la prendre par excès.

Tellement, c'est dans le point d'égalité pour chaque personne que consiste la bonne réussite des eaux : si quelqu'un craint de se tromper, parce que tout le monde est aveugle dans sa propre cause, il faudra consulter les sçavans Medecins qui se trouvent sur les lieux, qui sçauront bien regler la quantité necessaire par raport à l'âge, au temperament, à la saison & aux maladies & leurs symptômes, qu'il conviendra de chasser par le secours de notre Eau minerale.

Enfin, pour ceux qui voudront être leur propre juge, il n'y a point de meilleur régle, pour ſçavoir ce qu'il faut faire pour ſa ſanté, que d'avoir égard à ce d'où ils tirent du bien ou du mal, la juſte meſure des eaux eſt celle que l'on peut porter, comme Hypocrate aſſure au Livre *de veteri medicina*, quand il dit : Tu
„ n'auras égard ni au poids, ni
„ au nombre, car rien ne peut
„ aſſurer la quantité, que le reſ-
„ ſentiment du corps de celui qui
„ le prend : *Modum, neque pondus, neque numerum aliquem ad quem referas cognoſces : Certitudinem enim exactam non reperies aliam, quàm ſenſum.*

Quand j'ai dit que les prémiers jours il falloit commencer à boire les eaux petit à petit pour en attrapper la quantité neceſſaire pour un chacun, je l'ai avancé pour ceux qui n'en ont plus beu , car quant à ceux qui en ont encore fait uſage, & s'en ſont bien trouvé, ils peuvent dès le prémier jour en boire bonne quantité , pourveu qu'ils ne chargent pas trop leur eſtomach : il eſt bon de ſçavoir que dez qu'ils le trouveront appeſenti & chargé comme d'un fardeau extraordinaire , il faut ceſſer de boire pour cette fois là

Ceux qui vomiſſent les Eaux minerales ne ſe doivent point rebuter pour cela : Il ſe décharge par là une quantité de pituite épaiſe qui empêche la digeſtion & le paſſage auſſi-bien des eaux minerales , que des alimens deſtinez pour la nourriture : Au bout de quelques jours , cette pituite épaiſe étant évacuée , & l'eſtomach ſoulagé , il convient de conſulter un Medecin pour obtenir un remêde propre à fortifier l'estomach , & le mettre en état de retenir les eaux, qui ne manqueront point aprés cela de passer & de produire le bien & le soulagement que l'on cherche par leur moyen.

Quant à la seignée, elle est quelque fois utile, sur tout du bras gauche lors qu'il s'agit de rafraichir : Le sang qu'on tire aux filles qui souffrent la suppression de leurs mois produit de très-bons effets, si on le fait par la saphêne, ayant déja beu les eaux trois à quatre jours : l'experience nous a appris que plusieurs en ressentent l'utilité peu de jours après cette operation.

Le temps qu'on doit continuer à boire les eaux, ne se peut fixer : il y a des maladies qui sur peu de jours se guérissent, d'autres qui demandent beaucoup de temps, la plus part se trouve

minerales d'Aix-la-Chapelle 163
soulagée dans le regime de 10. 20. 30. 40. ou 60. jours, les plus enracinées & les maux les plus opiniâtres, comme l'ulcere des rheins &c. demandent des années entieres.

CHAPITRE VI.

Le regime de vivre pour les beuveurs d'eau minerale.

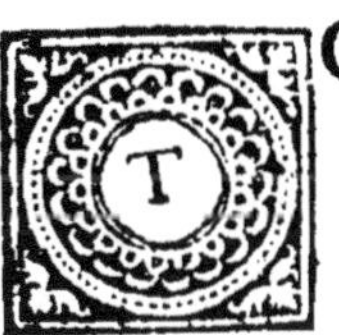

Ous les Medecins en general ſont d'accord que la diette ſeule ou la bonne régle dans le regime de vivre eſt capable de déraciner les maladies les plus inveterées: Hypocrate aſſure dans ſon Livre de la vieille Medecine que la diette eſt le plus grand de tous les ſecours qu'on doit rechercher dans les maladies : *Diæta potiſſimum in morbis auxilium eſt.* Hyp. de veter. med. lib. unic.

Il ſeroit bien difficile de reduire la diete à un ſiſtême general, le vieillard ne s'acommoderoit pas de la maniére de vivre du jeune-homme, ni le jeune-homme de celle du vieillard : Un payſan qui travaille ſe trouveroit mal de la petite quantité d'aliment, qu'un homme oiſif & qui menne une vie ſedentaire prend pour vivre : Il eſt neceſſaire, dit Hypocrate de donner à un chacun une telle quantité de viande que le corps pourra ſouffrir & l'eſtomach en faire une heureuſe digeſtion : *Cibos offeramus eâ copiâ, quantum corpus cui offertur ſuperare valeat*. Hyp. lib. de locis.

Chacun peut étre ſon juge pour la quantité d'alimens qu'on doit prendre, il eſt dangereux de charger trop l'eſtomach, parce que toute repletion d'alimens eſt mauvaiſe & ſur tout celle du pain : *Omnis repletio mala, panis autem peſſima*.

Le meilleur conſeil & plus certain que je puis donner à ceux qui boivent les Eaux minerales,

& même à ceux qui étudient la conservation de leur santé, est de ne jamais tant s'emplir dans les repas qu'il ne leur reste encore assez d'appetit pour manger davantage, sur tout le soir, crainte que la digestion ne soit pas faite quand il s'agit de reprendre les eaux le lendemain. L'Ecole de Salerne nous assure que la moderation dans les alimens peut guerir les rheumes & les autres maladies. *Jejunes, vigiles, sitias, sic rheumata cures.*

Les six choses que l'école appelle non naturelles nous doivent servir de regle dans la diéte : Si elles sont moderées elles sont salubres & leurs excès nuisent toûjours au corps : Par exemple 1. les veilles ne doivent pas être trop longues, elles échauffent le corps & detruisent les esprits, au contraire un ſommeil de 6 à 7 heures les repare & fortifie.

2. La vie ſedentaire engendre des humeurs groſſieres, le mouvement moderé qu'on ſe donne par la promenade, ſur tout celle du matin, décharge la tête & prepare les humeurs excrementeuſes à ſe décharger par leurs émonctuaires.

3. rien n'eſt plus contraire à ceux qui boivent les eaux que quand ces humeurs ſe retiennent, comme dans la conſtipation &c. pour laquelle nous avons ſuggeré le reméde, ou quand la nature fait évacuation de celles qui ſeroient neceſſaires (comme dans les flux de ſang, du ventre, &c.) à conſerver les forces du corps.

4. les paſſions de l'ame ne font pas moins de mal par leurs excès, ſur tout la colére & le chagrin: il faut laiſſer tous les ſoins

quand on boit les Eaux minerales, & tacher à tenir ſon ame dans une tranquillité, qui puiſſe aider les Eaux dans leur operation: La joie & les divertiſſemens qu'on prend dans de bonnes & honneſtes compagnies contribuë beaucoup à éviter le chagrin, car „ ſi vous voulez vivre en ſanté „ (dit l'Ecole de Salerne) chaſſez „ les chagrins, & ſoyez aſſuré que „ rien ne vous eſt plus nuiſible que „ la colére : *Si vis incolumen, ſi vis te reddere ſanum, curas tolle graves, iraſci crede profanum.*

5. L'air doit être ſerain & lumineux, comme nous avons deja dit. Si on a le malheur de boire les Eaux minerales dans un tems couvert & humide, il faut s'y expoſer le moins qu'il ſera poſſible, & ſe retirer dans ſa chambre où un petit feu de flamme corrigera l'intemperie de l'air : Il eſt bon de

connoître qu'il eſt conſeillable d'élire une chambre dont les fenêtres ne regarde pas le ſeptentrion.

Les alimens doivent étre choiſis & moderez dans leur qualité auſſi-bien que dans leur quantité pour ceux qui boivent les Eaux minerales : Les alimens ſe diviſent en ſolides & liquides : Il n'eſt pas nouveau de dire qu'on tire les uns & les autres des animaux ou des vegetaux, & qu'il y a trois eſpéces d'animaux : ſçavoir les animaux de l'air ou la volaille, ceux de la terre, comme le bœuf, mouton &c. ; & ceux des riviéres, qui ſont les poiſſons : La volaille ſe diviſe encore en domeſtique & champétre : Les boiſſons ordinaires ſe tirent des vegetaux, l'une eſt ſimple comme le vin, le cydre &c., l'autre eſt compoſée, comme la bierre : Entre les animaux terreſtres ou de la terre, & les volailles tant de la campagne que champêtres, le bœuf, le mouton, le veau & le chapon au pot ſont très-propres pour les beuveurs d'eau minerale froide, auſſi-bien que pour ceux qui boivent les chaudes, comme j'ai dit quand j'ai parlé dans la prémiére partie du regime de vivre de ces derniers : Le veau, le chevrotin, le derriere du liévre jeune, les perdrix, le cocq de bruyeres, les allouëttes, les griſves, les poulets, & lès pigeonnaux rôtis : Entre les animaux de l'eau, ceux des riviéres coulantes ſont les meilleurs, les ombres, les truittes, les ſaumons, les goujons, les brochets, il faut éviter les anguilles, les carpes, & les tanches, ſur tout ceux qui ſe nourriſſent dans les Etangs : Les alimens qui ſe tirent dès animaux ſont auſſi trés-bons, ſçavoir les œufs, & le lait, encore ſi on veut ſe ſervir du lait dans les répas quand on boit les eaux, il eſt conſeillable de conſulter un Medecin là-deſſus, parce qu'il y a des maladies, ſur tout celles qui proviennent d'un grand acide, où il eſt entiérement contraire. Entre les vegetaux, le pain fait de farine de froment ſeparé de ſon ſon, bien cuit & bien fermenté eſt le meilleur : Pour la boiſſon le moins de bierre qu'il eſt poſſible pour bonne qu'elle puiſſe être : le vin bien clair & ſans aigreur, ſont des eſprits tout faits pour faire paſſer les eaux avec ſuccès : Les ſcorcionelles, l'endive, le celeris, le perſil, le cerfeüil, le thyme, la marriolaine, l'oſeille, l'hyſope, la meliſſe &c. ſont toutes herbes utiles pour faire la ſoupe ou pour lui donner du goût: Les ragoûts qui excitent l'apetit, ſe doivent bannir de la table de ceux qui veulent profiter des eaux: Il eſt trop dangereux de s'emplir. Les viandes le plus ſimplement accommodées, ſont celles qui nuiſent le moins: en un mot le regime que le grand Seneque nous donne dans ſon Livre de la tranquillité de l'ame eſt le meilleur aux beuveurs d'eaux minerales pour leur ſanté & le ſalut de leur bourſe: j'aime (dit-il) "une viande promptement & "nettement accommodée, qui "paſſe par peu de mains, qui "ne coute guéres, qui ſoit pro- "pre au corps, & qui ne pro- "voque pas l'eſtomach à la fai- "re ſortir par où elle eſt entrée:" *Placet cibus quem nec parent familiæ, nec ſpectent, non ante multos paratus dies, nec mul-*

torum manibus ministratus, sed parabilis facilisve, nil habens accersiti prætiosive, ubilibet non defuturus, nec patrimonio gravis, nec corpori, nec rediturus quà intraverat.

J'ai dit en abregé tout ce qui concernoit les qualitez des Eaux minerales chaudes & froides de la Ville Imperialle d'Aix-la Chapelle, assez connües par les fameuses guerisons qui se sont faites par les unes & les autres : J'ai enseigné la régle pour les boire & pour se baigner, le temps & la saison, & le regime de vivre par rapport à la qualité & à la quantité des alimens, aux veilles & au sommeil, au mouvement du corps, aux humeurs qui s'évacuent des corps, ou qui se retiennent non naturellement, aux passions de l'ame, & à la constitution de l'air : Ce qui étant bien conſideré & prudenment obſervé, ces Eaux minerales produiront des heureux effets pour les malades qui chercheront de ſe guérir. Cela ne manquera jamais d'arriver, principalement ſi on met Dieu de ſon parti par un repentir ſincere de la vie paſſée, les étres ne produiſent rien que permiſſivement, Dieu gouverne & gouvernera toûjours la nature, ſa puiſſance eſt illimitée: demandez au Pére divin qu'il beniſſe les remédes que vous allez prendre, vous l'obtiendrez, *petite & accipietis* : dites-lui ſincerement que ce pied, que cette jambe dont vous avez perdu le mouvement, ne vous ſervira plus à vous porter dans les lieux ſcandaleux, mais dans les priſons, & dans les Hôpitaux pour y viſiter & ſoulager les priſonniers & les malades : Promettez-lui que ces mains paralitiques ne voleront plus le bien du prochain, mais qu'elles s'ouvriront pour faire restitution & pour donner largement aux pauvres membres de JESUS-CHRIST : criez du profond de votre cœur avec le Prophéte Royal, quand il dit : *De profundis clamavi ad te Domine*, que cette langue privée de son mouvement ne le blasphemera jamais plus, & ne médira plus de son prochain, mais que vous l'emploierez à publier ses loüanges divines : *Domine labia mea aperies, & os meum annuntiabit laudem tuam* : enfin ne cherchez la santé que pour travailler à la fin pour laquelle vous étes né, qui est d'aimer & d'adorer Dieu ; que votre ame le cherche comme le cerf échappé des mains des Veneurs, cherche une source d'eau claire pour se désalterer, *tamquam cervus ad fontes aquarum &c.* Il benira vos deſſeins, il vous accordera la ſanté corporelle, & vous trouverez auprés de l'Eternel après la ſeparation de votre ame avec la matiére, une vie qui n'aura jamais de fin, & qui ne ſera nullement ſujette aux inconſtances de la terre.

Fin de la ſeconde partie.

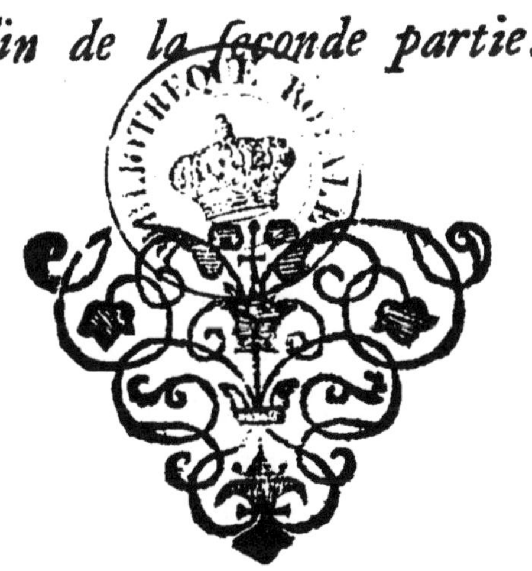

TABLE

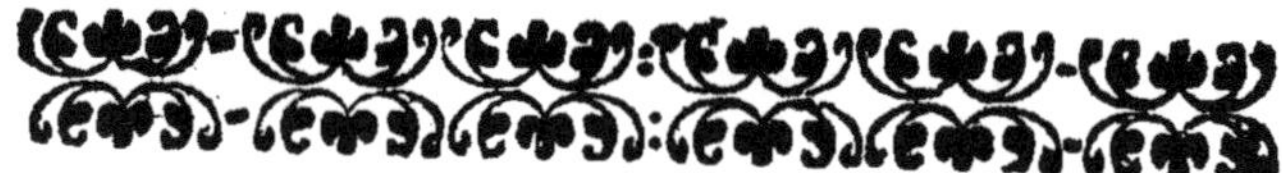

TABLE

des Chapitres de la prémiére partie contenant la description des eaux minerales chaudes.

CHAPITRE I.

TABLE

des Chapitres de la seconde partie, contenant la description des eaux minerales froides & ferrugineuses.

CHAPITRE I.

www.ingramcontent.com/pod-product-compliance
Ingram Content Group UK Ltd.
Pitfield, Milton Keynes, MK11 3LW, UK
UKHW022123260726
13993UKWH00003B/1197